AF299817

CONTRIBUTION A L'ÉTUDE

DE LA

CYSTO-URÉTRO-ANASTOMOSE

ET DE LA

CYSTO-URÉTROPLASTIE

PAR

Le D' Pétre-Christoff BONOFF

LYON

A. REY, IMPRIMEUR-ÉDITEUR DE L'UNIVERSITÉ
4, RUE GENTIL, 4

1899

CONTRIBUTION A L'ÉTUDE

DE LA

CYSTO-URÉTRO-ANASTOMOSE

ET DE LA

CYSTO-URÉTROPLASTIE

PAR

Le Dr Petre-Christoff BONOFF

LYON

A. REY, IMPRIMEUR ÉDITEUR DE L'UNIVERSITÉ

4, RUE GENTIL, 4

1899

CONTRIBUTION A L'ÉTUDE

DE LA

CYSTO-URÉTRO-ANASTOMOSE

ET DE LA

CYSTO-URÉTROPLASTIE

5

INTRODUCTION

C'est avec plaisir que nous entreprenons l'étude d'une
des questions de cette vieille chirurgie urinaire dont les
procédés opératoires augmentent tous les jours sans satis-
faire encore aux exigences thérapeutiques et aux désirs
du chirurgien ; celui-ci ne cherchant qu'une chose : une
cure radicale pour chaque affection, sans nuire ni à la fonction, ni au fonctionnaire.

Nous avons l'intention, dans ce modeste travail, d'étudier de nouveaux procédés opératoires proposés par M. Jaboulay. Le sujet de notre thèse nous a été inspiré par lui,
nous l'en remercions particulièrement; nous nous sou-
viendrons toujours des conseils précieux qu'il nous a
prodigués avec une affabilité propre à lui, pendant plus
de trois ans que nous avons passés dans son service.

Nous sommes très touché de l'honneur que nous a fait
M. le professeur Poncet d'avoir bien voulu accepter la
présidence de notre thèse inaugurale, nous lui en expri-
mons ici notre vive reconnaissance.

Qu'il nous soit permis de remercier tous nos Maîtres de l'Université lyonnaise à qui nous devons notre éducation médicale. C'est avec grand plaisir que nous nous rappellerons les bonnes leçons de clinique de M. le professeur Bondet que nous avons suivies avec assiduité; les cliniques savantes de M. le professeur Poncet; les leçons au lit des malades aussi bien qu'à la Faculté de M. le professeur Augagneur et de M. le professeur Bard, et tant d'autres Maîtres dont nous emporterons un souvenir précieux.

Nous sommes heureux d'avoir dans notre jury de thèse MM. les professeurs agrégés Rollet et Valas, dont nous avons largement profité au cours de nos études; qu'ils veuillent bien accepter nos meilleurs remerciements.

Nous remercions M. G. Gayet, chef de la clinique chirurgicale, du bon accueil avec lequel il nous a toujours reçu et des bons conseils qu'il ne nous a jamais épargnés; nous en garderons un très bon souvenir.

Tous nos remerciements à MM. Tixier et P. Courmont, dont nous avons été l'objet d'une attention spéciale.

Nous nous proposons de suivre le plan suivant :

I. *Anatomie de la région.*

Nous n'avons pas la prétention de présenter dans ce chapitre quelque chose d'original, mais plutôt de donner une idée générale de ce sujet en résumant les traités spéciaux.

II. *Historique.*

Chapitre qui a été dicté par le but de notre étude ; c'est un exposé succinct des procédés opératoires de la chirurgie vésico-urétrale connus jusqu'à présent.

III. *Exposé de la cysto-urétro-anastomose et de la cysto-urétroplastie.*

Conclusions.

Nous osons demander l'indulgence du lecteur, la langue que nous écrivons n'étant pas notre langue maternelle, nous avons pu commettre des fautes et employer des expressions peu françaises.

CONTRIBUTION A L'ÉTUDE

DE LA

CYSTO-URÉTRO-ANASTOMOSE

ET DE LA

CYSTO-URÉTROPLASTIE

CHAPITRE PREMIER

ANATOMIE DE LA RÉGION

Nous avons pensé qu'un chapitre d'anatomie de la région qui nous occupe est indispensable dans notre travail, surtout pour les procédés que nous nous proposons d'étudier, parce que, au point de vue chirurgical, elle est peu connue chez l'homme. Ce n'est pas pour compléter cette lacune que nous mettons un chapitre d'anatomie, c'est simplement pour donner une idée succincte de ce sujet.

Nous avons à décrire : *la face antérieure de la vessie et ses rapports; la symphyse pubienne, ses rapports et ses mensurations; les rapports de l'urètre; la topographie de la région.*

I. Face antérieure de la vessie et ses rapports.

Le réservoir urinaire est situé dans l'excavation pelvienne : profondément à l'état vide, dépassant un peu la symphyse pubienne à l'état de distension physiologique, et allant jusqu'à l'ombilic à l'état de distension pathologique, rétention d'urine. Il est délimité : *en avant*, par les pubis revêtus de leurs parties molles ; *en arrière*, la vessie repose sur la face antérieure du rectum dont elle est séparée en haut par le cul-de-sac vésico-rectal et en bas par l'aponévrose prostato-périnéale ; elle est recouverte comme d'une calotte par le péritoine viscéral, qui se réfléchit en haut pour remonter vers l'ombilic ; *latéralement*, recouverte en partie seulement par le péritoine, elle comble l'espace ischiatique ; *en bas*, elle repose sur le plancher pelvien, en rapport direct avec les vésicules séminales dépourvues de péritoine, sauf à leur base, en rapport direct aussi avec le rectum ; *en haut*, la face supérieure ou sommet n'existe que lorsque la vessie est pleine, et elle est complètement recouverte par le péritoine.

Chez l'enfant ces rapports varient un peu à cause de la situation abdominale de la vessie ; sa descente s'opère surtout pendant les premières années de la vie, pour descendre complètement dans l'excavation pelvienne chez le vieillard.

Ces rapports varient plus ou moins suivant que la vessie est vide ou pleine.

La vessie ne peut être abordée par le chirurgien que du côté où elle n'est pas couverte par le péritoine. La facilité avec laquelle s'enflamme le péritoine nous montre suffisamment combien on est exposé à des complications graves en cas de blessure de cette séreuse. Voilà pourquoi les différents procédés de la chirurgie vésicale connus ont toujours abordé la vessie par sa face non recouverte du péritoine, c'est la face antérieure ou antéro-inférieure :

taille vésico-rectale, face inférieure touchant directement la paroi antérieure du rectum ; taille hypogastrique, face antérieure ; taille périnéale, taille latérale, etc., aussi bien que la cystotomie et la cystostomie.

« La face antérieure s'étend en hauteur depuis les ligaments pubo-vésicaux jusqu'au sommet de l'organe, c'est-à-dire jusqu'à l'origine de l'ouraque. Ses rapports varient naturellement, suivant que la vessie est vide, moyennement distendue ou surdistendue.

« *a) Vessie vide, espace pré-vésical.* — A l'état de vacuité, la vessie ne dépasse ordinairement pas le bord supérieur des pubis et, par conséquent, se trouve complètement cachée en arrière de la paroi antérieure du bassin. Elle répond, sur la ligne médiane, à la symphyse pubienne et, de chaque côté de la ligne médiane, au corps du pubis et au muscle obturateur interne revêtu de son aponévrose.

« Entre la vessie et les pubis, se trouve un espace virtuel, que comble une couche de tissu cellulaire lâche et plus ou moins riche en graisse suivant l'embonpoint du sujet. Délimité en bas par les ligaments pubo-vésicaux, il se continue, au-dessus des pubis, avec un espace analogue qui remonte, le long de la paroi abdominale, jusqu'à l'ombilic. Ce vaste espace cellulaire, qui s'étend de l'ombilic au plancher pelvien, est ordinairement désigné sous le nom de *cavité prépéritonéale* de Retzius ou, plus simplement, de *cavité de Retzius*. Mais cette dénomination me paraît devoir être abandonnée, l'espace décrit autrefois par Retzius autour de la vessie, étant bien différent de celui que l'on décrit aujourd'hui. Nous lui substituerons celle d'*espace prévésical* qui, tout en ne préjugeant rien sur la nature de l'espace en question, a l'avantage de préciser nettement sa situation en avant du réservoir urinaire.

« L'espace prévésical, nous venons de le voir, commence en haut au niveau de l'ombilic et, de là, s'étend jusqu'aux ligaments pubo-vésicaux. Voyons maintenant comment sont constituées ses deux parois antérieure et postérieure. La *paroi antérieure* répond à la paroi abdomino-pelvienne. Elle est formée successivement: 1° en haut, depuis l'ombilic jusqu'aux arcades de Douglas, par le feuillet postérieur de la gaine du grand droit; 2° à la partie moyenne, depuis les arcades de Douglas jusqu'aux pubis, par le fascia transversalis, et nous rappellerons en passant que ce fascia transversalis, qui s'attache à la lèvre postérieure des pubis, est séparé du muscle grand droit, qui s'insère à la lèvre antérieure, par un espace triangulaire à base inférieure, comblé par du tissu cellulo-adipeux et connu sous le nom d'*espace sus-pubien* (*cavum supra publicum* de Leusser); 3° en bas, depuis les pubis jusqu'aux ligaments pubo-vésicaux, par la face postérieure du corps des pubis et par la symphyse. — La *paroi postérieure* de l'espace prévésical est constituée par une lame fibro-celluleuse, qui s'étend, comme l'espace lui-même, depuis l'ombilic jusqu'au plancher pelvien : nous la désignerons sous le nom de *fascia ombilico-prévésical* ou *aponévrose ombilico-prévésicale*. De forme triangulaire, cette aponévrose s'attache, par son sommet, sur la partie inférieure de la cicatrice ombilicale. Puis elle se porte en bas, en passant au-devant de l'ouraque et des artères ombilicales, et atteint bientôt le sommet de la vessie. Là, s'élargissant brusquement et se repliant sur elle-même, de façon à former une gouttière à concavité postérieure,

elle embrasse la face antérieure et les faces latérales de la
vessie et descend ainsi, le long de ces faces, jusqu'au
plancher pelvien, où elle se termine de la façon suivante:
sur la ligne médiane, elle se fusionne avec les ligaments
pubo-vésicaux; sur les côtés, elle se confond de même
avec l'aponévrose pelvienne depuis les ligaments pubo-
vésicaux jusqu'au bord antérieur des deux échancrures
sciatiques. Il y a fusion intime entre l'aponévrose pelvienne et la base de l'aponévrose ombilico-prévésicale et
l'on comprend parfaitement la conception de certains
auteurs, Henle entre autres, qui considèrent cette dernière
aponévrose comme un prolongement ascendant de la première.

« Les bords latéraux de l'aponévrose ombilico-prévésicale s'étendent obliquement de la grande échancrure
sciatique à l'ombilic. Ils suivent assez exactement le
trajet des artères ombilicales, tout en les débordant en
dehors, dans une étendue qui varie, suivant les régions,
de 1 à 4 centimètres. Considérés au point de vue de
leurs connexions avec la paroi abdomino-pelvienne, ils
adhèrent assez intimement à cette paroi sur les points
suivants : 1° en bas, immédiatement en avant de la
grande échancrure sciatique à l'aponévrose de l'obturateur interne; 2° en haut, à la gaine du grand droit et au
fascia trausversalis, depuis l'ombilic jusqu'à 3 ou 4 centimètres au-dessous des arcades de Douglas. Sur tous les
autres points, les adhérences, entre le bord latéral de
l'aponévrose ombilico-prévésicale et la paroi abdomino-
pelvienne, sont faibles ou même nulles. Il en résulte que
l'espace prévésical est incomplètement fermé sur les côtés,
d'où la possibilité, pour les productions pathologiques qui

s'y développent, les collections purulentes, par exemple, de faire irruption dans les fosses iliaques.

« En résumé, notre espace prévésical dont la description est intimement liée à celle des rapports antérieurs de la vessie, est situé en partie dans l'abdomen, en partie dans l'excavation pelvienne. — Dans sa *portion abdominale* ou *sus-pubienne*, il se développe, derrière la paroi abdominale, entre cette paroi et l'aponévrose ombilico prévésicale, qui la sépare de l'ouraque, des artères ombilicales et du péritoine. — Dans sa *portion pelvienne* ou *rétropubienne*, l'espace prévésical est encore compris entre l'aponévrose ombilico-prévésicale qui la délimite en arrière et la paroi pelvienne qui la circonscrit en avant. Il répond tout d'abord à la face antérieure de la vessie et se prolonge ensuite le long de ses faces latérales, entre le plancher pelvien et le cul-de-sac péritonéal qui les surmonte jusqu'à la partie antérieure de la grande échancrure sciatique. Il est fermé là par l'adhérence de l'aponévrose ombilico-prévésicale aux aponévroses des deux muscles pyramidal et obturateur interne, adhérence qui est intime et qui le sépare du rectum. Ainsi entendu, l'espace prévésical peut être considéré comme une dépendance de l'espace pelvi-rectal supérieur » (Testut, *Anat. descr.*, t. III).

b) *Vessie distendue*. — Lorsque la vessie est dilatée, soit naturellement par l'urine, soit artificiellement par un liquide quelconque, sa face antérieure change très peu de place, c'est surtout ses faces postérieure et latérale. Pour le chirurgien, il est important de savoir ce que devient le péritoine. A l'état vide de la vessie, il descend directement de la paroi antérieure de l'abdomen sur le sommet de la vessie, pour se réfléchir et continuer sur la face postérieure. Mais la vessie distendue, il forme en avant d'elle un cul-de-sac à concavité supérieure, qui est le cul-de-sac prévésical. Il se trouve à 3 ou 4 centimètres au-dessus du pubis quand la vessie est surdistendue ; mais à mesure qu'elle se vide il s'approche de plus en plus, jusqu'à ce que cette distance du pubis devienne nulle à l'état vide. Cela est variable d'un sujet à l'autre, au point que jamais le chirurgien ne peut porter le bistouri sur cette région avec la certitude de ne pas toucher le péritoine.

Celui-ci est très peu adhérent à la paroi abdominale et l'on peut dans une cystostomie, dit M. le professeur Poncet, le relever avec l'index recourbé en crochet. Il est au contraire très adhérent à l'ouraque, aux artères et à leurs ramifications.

La vascularisation de la face antérieure de la vessie ne présente rien de grave dans les opérations. Les artères, provenant de la *honteuse* et de *l'obturatrice* sont toutes de petit calibre. Les veines forment trois couches — muqueuse, intra-musculaire et réseau superficiel ; toutes se dirigent vers la base, très flexueuses et dilatées ; s'anastomosent les unes avec les autres. Les veines antérieures cheminent parallèlement de haut en bas, disposition très favorable pour le chirurgien. Elles se jettent toutes dans *le plexus de Santorini.*

La surface interne ne nous présente rien de bien particulier : une muqueuse qui presque insensible à l'état physiologique, devient d'une sensibilité extraordinaire à l'état pathologique ; ne possédant pas de glandes et probablement pas de lymphatiques ; ayant une qualité spéciale, appropriée à son rôle qui est de ne rien absorber. Sa tunique musculeuse est composée de plusieurs couches

suporposées. La scléroso de ces couches, leurs contrac-
tures et hypertrophie produisent la dysurie chez le vieillard.

II. La symphyse pubienne, ses rapports et ses mensurations.

La symphyse pubienne est formée par la réunion de la
partie interne du corps des pubis pour constituer une arti-
culation amphiarthrose très résistante. Elle mesure en
hauteur, à l'âge de quarante-cinq ans, 38 millimètres, à
l'âge de soixante-dix ans, 45 millimètres; en épaisseur, de
2 à 2 cm. 50. Chez le nouveau-né, les deux pubis sont
séparés par un bloc de cartilage hyalin qui subit la trans-
formation fibroïde chez l'enfant. Chez l'adulte, on trouve
sur la symphyse pubienne :

1° *Un manchon périosseux* qui n'est autre que l'ancien
périchondre, venant renforcer les tendons des muscles
voisins; 2° entre les deux pubis *un bloc fibroïde* peu
épais au centre duquel se trouve une cavité, c'est l'an-
cienne masse de cartilage hyalin interosseux. Les surfaces
articulaires sont constituées par des facettes rugueuses
situées à la partie interne des pubis se dirigeant d'avant
en arrière et de dehors en dedans. Parmi les ligaments,
le ligament supérieur, très épais, passe au-dessus des
pubis; on l'atteint le premier dans la symphyséotomie;
le ligament antérieur et le ligament postérieur sont formés
de fibres qui se croisent d'un côté à l'autre (de droite à
gauche et *vice versa*), adhérentes au fibro-cartilage sous-
jacent. Le ligament inférieur ou sous-pubien, constitué
par une lame fibreuse très résistante, est situé immédiate-

ment au-dessous de la symphyse. Par son bord inférieur il forme entre les deux pubis une arcade appelée *arcade pubienne*. Elle est plus accentuée chez la femme que chez l'homme. C'est celle-ci qui, dans notre procédé, est enlevée pour faire le tunnel sous-pubien.

La symphyse pubienne nous présente les rapports suivants :

En *avant*, revêtue par son ligament antérieur dont l'épaisseur peut atteindre 10 millimètres, elle répond au ligament suspenseur de la verge, à la veine dorsale profonde, aux veines caverneuses postérieures, à la couche cellulo-adipeuse du pénil et enfin à la peau. *En arrière*, la symphyse est en rapport avec la vessie dont elle est séparée par une couche de tissu cellulaire. Cette couche est interrompue à la partie inférieure par les ligaments antérieurs de la vessie ou pubo-vésicaux. A la partie pelvienne on rencontre un groupe de vaisseaux destinés spécialement à la symphyse, *mais qui sont insigniflants au point de vue opératoire. En haut*, la symphyse pubienne répond : a) sur la lèvre antérieure, aux tendons inférieurs du muscle pyramidal et au grand droit inférieur de l'abdomen, qui s'insèrent au-devant du pubis ; b) sur la lèvre postérieure, elle répond à une petite lamelle fibreuse de forme triangulaire qui, à son tour, s'insère sur cette lèvre par sa base, son sommet se perd dans la ligne blanche ; c) au ligament sus-pubien, dont nous avons parlé plus haut. *En bas*, la partie inférieure de la symphyse représentée par le bord tranchant de l'arcuatum, se continue avec l'aponévrose périnéale moyenne ou ligament de Carcassonne. Un peu au-dessous de ce bord et sur la ligne médiane se trouve l'urètre tra-

G B.
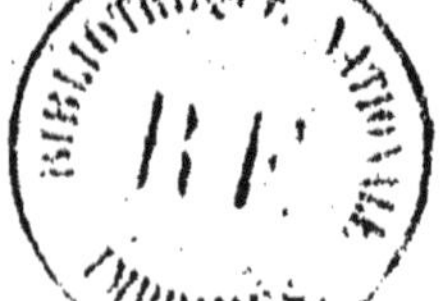
2

versant de haut en bas cet aponévrose périnéale moyenne
pour passer du bassin dans le périnée.

Les vaisseaux forment des arcades de très petit calibre;
au-dessus et en arrière de la symphyse, ils ne présentent
rien de particulier au point de vue opératoire. Les nerfs
sont peu connus, proviennent du plexus sacré et des abdo-
minaux génitaux.

Au point de vue chirurgical, la symphyse pubienne ne
présente point d'inconvénients aux interventions; ce ne
sont point les hémorragies qui peuvent effrayer le chirurgien; le plus gros calibre des vaisseaux ne dépasse guère
2 millimètres. La création d'une excavation d'un tunnel de
1 à 2 centimètres comme M. Jaboulay le propose, n'aurait
point d'inconvénients pour la marche, puisque le ligament sous-pubien est seul atteint tandis que tous les
autres sont intacts.

Le danger réel se trouverait: 1° Dans la *symphyséotomie
totale* qui peut produire des troubles dans la marche. Il
faut toujours l'éviter et nous pouvons même ajouter qu'elle
n'est nullement utile ni indiquée dans notre procédé;
2° en faisant l'excavation de la symphyse, on peut léser
quelques vaisseaux du plexus de Santorini qui se trouve
tout de suite en arrière de la symphyse, mais ce danger
avec les moyens de l'hémostase que nous possédons aujour-
d'hui devient nul; il faut tout de même l'avoir présent à
l'esprit.

III. Rapports de l'urètre.

Les différentes divisions de l'urètre par les anatomistes, en urètre fixe et mobile, antérieur et postérieur,

supérieur et inférieur, ne nous arrêtent pas ; nous acceptons la division purement descriptive et le mieux connue, c'est de lui reconnaître trois portions : urètre prostatique, membraneux et spongieux.

La longueur moyenne de l'urètre est de 16 centimètres divisée entre les trois portions comme suit : portion prostatique 28 à 30 millimètres, portion membraneuse 10 à 12 millimètres, et la portion spongieuse 12 centimètres. Il va sans dire que ces chiffres varient plus ou moins d'un sujet à l'autre. L'urètre nous présente encore d'autres mensurations importantes au point de vue chirurgical : la portion prostatique est à une distance de 15 millimètres de la partie inférieure des pubis, la portion membraneuse de 10 millimètres et la portion spongieuse de 7 millimètres. D'autre part, la perpendiculaire au grand axe de la section elliptique de la symphyse allant de l'urètre à la vessie mesure 46 millimètres. Cette mensuration est très importante au point de vue de l'abouchement de l'urètre dans la vessie.

L'urètre spongieux est la plus longue des trois portions ; il commence par un renflement, le bulbe qui se trouve à l'extrémité antérieure de la portion membraneuse de l'urètre et se termine par un deuxième renflement, le gland. Il chemine au-dessous du pubis, dans la gouttière anguleuse que forment en s'adossant l'un à l'autre les deux corps caverneux. Il est en rapport : 1° avec les corps caverneux et leurs cloisons médianes dont il est séparé par de nombreuses veines ; 2° avec le fascia du pénis qui forme aussi une gaine commune à l'urètre et aux corps caverneux, avec le tissu sous-cutané et la peau. Les corps caverneux sont soutenus par le *ligament suspenseur de la verge*. C'est une lame triangulaire dont le sommet se dirige en haut, s'insère à la fois sur la partie supérieure de la symphyse pubienne et sur la partie avoisinante de la ligne blanche. De là, il se porte en bas et en avant, en s'élargissant en éventail ; arrivé à la face dorsale de la verge, au niveau de l'angle pénien, ses fibres se divisent en médianes et latérales. Les premières se fixent à l'albuginée des corps caverneux à droite et à gauche de la veine dorsale ; les fibres latérales contournent les corps caverneux, passent en dessous et se rejoignent à la partie inférieure. Ce sont presque toutes des fibres élastiques. En arrière, le pénis est fixé à la paroi antérieure du bassin par un système de faisceaux conjonctifs dont l'ensemble constitue le ligament fibreux du pénis.

L'urètre membraneux est la portion urétrale la plus courte. Elle s'étend en arrière du sommet de la prostate, continuant l'urètre prostatique, pour se terminer dans le bulbe en avant. Elle commence juste à l'origine de la gaine érectile et finit à la partie supérieure et postérieure du bulbe. M. Testut lui décrit trois segments : *supérieur*, se trouvant dans l'étage supérieur du périnée ; *moyen*, situé entre les deux foyers de l'aponévrose périnéale moyenne ; vers le milieu de son trajet, il traverse cette aponévrose ; *inférieur*, en rapport direct du bulbe dans lequel il pénètre. Il est en rapport en avant avec le plexus de Santorini et le muscle de Wilson, en arrière avec le rectum et l'aponévrose prostato-périnéale, et latéralement avec le releveur de l'anus revêtu de son aponévrose.

La portion prostatique commence au col de la vessie, présente une longueur de 2 ou 3 centimètres, et se termine à la sortie de la prostate par la portion membra-

neuse qui lui fait suite. Entourée par la prostate, elle est
en rapport en avant avec le sphincter strié de l'urètre,
le plexus de Santorini et la symphyse pubienne ; en arrière, avec l'aponévrose prostato-périnéale et le rectum ;
latéralement, avec le releveur de l'anus et les ligaments
pubo-rectaux.

Les artères de l'urètre proviennent : 1º *des enveloppes
du pénis*, branches de la honteuse externe ; 2º *de la dorsale de la verge et de la périnéale superficielle* provenant toutes les deux de la honteuse interne ; et 3º *des
artères caverneuses*. Les veines forment deux sys-
tèmes :

a. *Superficielle* — Veine dorsale supérieure ;

b. *Profondes* — Veine des corps spongieux et veine
dorsale profonde ; toutes anastomosées les unes aux autres pour former un très riche plexus. Les nerfs proviennent du plexus sacré et lombaire.

IV. Topographie de la région.

En faisant une incision verticale à la symphyse pubienne, se prolongeant de 5 centimètres au-dessus et de
5 centimètres au-dessous d'elle, passant au milieu de la
ligne blanche, de dehors en dedans, nous trouvons les
couches suivantes :

a. *En haut de la symphyse : peau* très fine, non adhé-
rente, mobile ; *tissu sous-cutané* — couche cellulo-adipeuse qui prend chez certains sujets des épaisseurs énor-
mes ; au-dessous et de chaque côté de la ligne médiane,
l'aponévrose du grand droit avec sa double gaine anté-

rieure et postérieure qui, à la ligne médiane forme la ligne blanche. Celle-ci n'est pas surtout remarquable par son épaisseur mais plutôt par sa résistance. Elle est perforée par quelques vaisseaux à sa partie inférieure. Au-dessous de la ligne blanche se trouve le cul-de-sac péritonéal qui sépare la paroi abdominale de la cavité abdominale. Chez certains sujets il descend jusqu'à la symphyse, mais bien souvent il s'arrête à quelques centimètres au-dessus d'elle. Au-dessous de ce cul-de-sac, on tombe sur les parois vésicales accolées contre la symphyse. Quand la vessie est vide, elle se trouve recouverte d'un côté par la symphyse, d'un autre côté par ce cul-de-sac.

a. *Sur la symphyse :* on rencontre très peu de couches distinctes, nombre d'entre elles ayant disparu, ou s'étant fusionnées les unes avec les autres. La *peau* couverte de poils est la même que plus haut, ainsi que le tissu cellulo-adipeux qui, quelquefois, est la seule couche remarquable; au-dessous, on trouve une couche de faisceaux fibro-aponévrotiques, entremêlés et entre-croisés de différente façon, très durs et d'une épaisseur de 1 centimètre, quelquefois plus : c'est la terminaison des différentes aponévroses des muscles de l'abdomen et de leurs tendons (grands droits, pyramidal, etc.). Au dessous, on tombe sur les ligaments sus-pubiens : en avant, le ligament antérieur; en arrière, le ligament postérieur, le tout d'une épaisseur de 1 centimètre, et puis sur le pubis. Si l'on fait une symphyséotomie et un écartement, on arrive sur la face antéro-inférieure de la vessie, sur le plexus de Santorini, disposé plutôt sur les deux côtés de la ligne médiane, au milieu et un peu plus bas, on trouve la prostate, enfin la portion prostatique et membraneuse de l'urètre. On conçoit le danger pour le malade, si l'on ne prend pas les précautions voulues, de porter le bistouri sur cette région où l'on peut ouvrir les veines de ce plexus et produire ainsi une hémorragie quelque peu grave.

c. *En bas de la symphyse :* on rencontre exactement les mêmes couches : peau et tissu cellulo adipeux qui continuent les précédents ; au-dessous, on rencontre les fibres médianes du ligament suspenseur de la verge, les enveloppes du pénis, l'urètre spongieux avec les veines dorsales et un paquet de vaisseaux destinés au pénis, et enfin, plus bas, on tombe dans le scrotum et le périnée avec toutes leurs couches.

CHAPITRE II

HISTORIQUE

La chirurgie vésico-urétrale n'est pas neuve, elle date du XVIIe siècle et sans nous occuper de ce que l'on faisait autrefois, nous pouvons affirmer qu'elle tient encore actuellement un des premiers rangs dans la chirurgie moderne. Par ses nombreux procédés d'intervention, je crois qu'elle sera une des plus riches de notre époque et une des mieux étudiées. Mais cela veut-il dire qu'elle ait fait un progrès suffisant pour traiter tout ce qui concerne les voies urinaires à l'état pathologique? (bien entendu, nous ne parlons pas ici des voies urinaires supérieures, mais seulement de ce qui intéresse la voie vésico-urétrale).

La chirurgie des voies urinaires se complique surtout par la présence de l'urine ; aussi s'est-elle toujours dirigée contre cette dernière dont les conséquences fâcheuses pour les malades sont bien connues. Donc, trouver d'abord une issue inoffensive de l'urine en cas d'obstruction des voies par lesquelles elle passe, tel a été le but principal de tous les chirurgiens, et puis traiter ensuite la lésion primitive.

Les procédés employés jusqu'à présent pour traiter les maladies des voies urinaires se divisent en deux classes :

1° procédés visant la disparition de l'obstacle; 2° procédés visant la dérivation de l'urine. Cette division empruntée à l'excellent traité *De la Dysurie sénile* de l'un de nos maîtres M. le professeur agrégé Rochet, est plutôt théorique, parce que ces mêmes procédés se compliquent et se combinent quelquefois d'une telle manière qu'un seul peut servir pour combattre l'obstacle et en même temps faire la dérivation. Nous l'admettons au point de vue historique, elle nous servira pour présenter nettement l'évolution des différents procédés opératoires.

I. Procédés visant la disparition de l'obstacle. — L'obstacle empêchant le libre écoulement de l'urine peut siéger sur le col de la vessie, la prostate et l'urètre dans toutes ses portions. En face d'un rétentioniste, la première chose qu'on essaye, c'est la dilatation. Les méthodes de dilatation ont été l'objet d'études sérieuses, et l'on sait combien est grand le nombre des dilatateurs, soit par instruments (dilatateurs prostatiques de Mercier, dilatateurs à ressort en caoutchouc, etc.) suivis ou non de drainage périnéal, soit par une matière caustique pouvant détruire ce même obstacle.

Ces procédés s'adressent à des obstacles produits par un rétrécissement traumatique, infectieux ou organique; mais le plus souvent, ils sont applicables seulement pendant un court laps de temps et, par conséquent, sont insuffisants.

D'ailleurs, songer à vivre longtemps de la vie cathétérienne est impossible et illusoire. Aussi a-t-on trouvé d'autres procédés plus prompts et plus radicaux, qui sont (en laissant de côté l'urétrotomie externe et l'urétrotomie interne, appliquées aux rétrécissements siégeant sur l'urètre antérieur) ;

a) *La prostatotomie :* opération qui consiste à sectionner la prostate, soit de dehors en dedans par la voie péritonéale, soit de dedans en dehors par la voie urétrale. La prostatotomie par voie urétrale qui a été proposée par Guthrie, bien perfectionnée en ce moment, consiste à enlever l'obstacle par le trajet de l'urètre avec un instrument. On se sert aujourd'hui du *secteur de Mercier*, qui peut se fermer et s'ouvrir à mesure que l'on se trouve en face du rétrécissement. C'est un procédé qui a donné très peu de bons résultats durables. La prostatotomie périnéale, dite de Harrisson, consiste à ouvrir la prostate par le périnée et peut ainsi donner issue à l'urine retenue et enlever l'obstacle.

b) *La prostatectomie* est l'excision de la partie prostatique gênante qui empêche le passage de l'urine. La prostatectomie urétrale n'est plus employée aujourd'hui. Quant à la prostatectomie externe ou vraie, elle a été beaucoup étudiée mais sans que l'on soit arrivé à avoir d'indications précises.

Il faut distinguer la prostatectomie périnéale et la prostatectomie hypogastrique :

La prostatectomie périnéale comprend encore plusieurs procédés : taille médiane, taille latérale, bilatérale, rectale, tous ayant pour but de donner une issue à l'urine retenue par le périnée. Là, on peut se passer d'ouvrir l'urètre en excisant seulement la partie prostatique gênante.

La prostatectomie sus-pubienne ou hypogastrique consiste à aborder la prostate par dessus le pubis. Cette opération a été pratiquée un grand nombre de fois, mais les résultats sont très contradictoires. Cela s'explique par le manque d'indications : si l'on a une prostate dont il faut enlever un lobe très facilement abordable, elle est bénigne et donne de très bons résultats ; mais si l'on tombe sur une prostate uniformément hypertrophiée, elle est absolument insuffisante.

Notre professeur, M. Poncet, résume dans les termes suivants le sujet de la prostatectomie sus-pubienne, dans son traité *la Cystostomie sus-pubienne* : « *La prostatectomie sus-pubienne manque d'indications, basées sur un diagnostic exact. Elle est mal réglée et forcément incomplète, sauf dans les formes rares, des lobes isolés, médians, pédiculés, énucléables. Les succès que l'on note à son actif sont dus en grande partie à la cystostomie qui l'accompagne, surtout en ce qui concerne les phénomènes de cystite et d'infection générale.* »

On a essayé de combiner les deux procédés en faisant deux ouvertures, périnéale et hypogastrique, pour se donner plus de jour et faciliter ainsi l'énucléation du lobe. Les indications sont absolument les mêmes ; peut-être les résultats seraient-ils meilleurs.

Les statistiques sur le succès des prostatectomies périnéale et sus-pubienne sont très défavorables :

1 mort pour 3 ou 4 opérés.

Aussi commence-t-on à les délaisser complètement. On peut dire qu'à présent elle ne se fait plus que dans quelques pays, à l'étranger.

Les procédés qu'on a proposés après ceux que nous venons de décrire sont encore plus incertains et manquent davantage d'indication ; de sorte qu'ils ne sont praticables que dans un nombre de cas très restreints. Ce sont :

1° La *méthode de Bottini*, qui consiste à cautériser la prostate par voie urétrale : « On vide préalablement la vessie ; on injecte une solution de cocaïne, qu'on y laisse cinq minutes ; porter ensuite le galvano-cautère sur la partie tuméfiée de la prostate ; puis porter au rouge. » Cette méthode peu employée en France a donné de très bons résultats.

2° Procédé visant l'atrophie de la prostate par les *ligatures*, ou *méthode de Brier*, qui consiste à lier les deux artères hypogastriques. Cette opération est très grave et peut amener la gangrène ; les résultats sont très incertains ; son auteur présente deux cas d'hypertrophie prostatique guéris ; mais pratiquée trois fois par Villy, elle a donné trois insuccès, dont deux morts.

3° La *castration double* ou *unilatérale* pratiquée un très grand nombre de fois en Russie et surtout en Angleterre et en Amérique, à un tel point que certains chirurgiens comptent par centaine leurs opérés. Cette opération a été pratiquée pour la première fois par Kamm de Christiania, Lintzine de Moscou, 1893-1894 : « Bruns a pu réunir 148 cas de castration double pour prostatisme. L'atrophie de la prostate a été notée dans 38 pour 100 des cas, dans les autres, l'échec tient probablement à la forme anatomique de l'hypertrophie et à l'état fonctionnel de la vessie. Il y a trois groupes de prostatiques à considérer :

a) Les prostatiques dysuriques mais sans rétention : la dysurie s'améliore après la castration.

b) Les prostatiques au début de la rétention : résultats assez bons après la castration et les malades peuvent renoncer à la sonde assez rapidement.

c) Les prostatiques qui se sondent depuis longtemps : dans quelques cas les malades guérissent complètement, dans les autres cas l'usage de la sonde devient chez eux plus facile et moins fréquent (voir Rochet, *Traité de la dysurie sénile*).

Il faut dire aussi qu'on a noté des prostates s'hypertrophiant après la castration. En somme cette méthode semble avoir donné dans le traitement des hypertrophies prostatiques quelques bons résultats.

Quand faut-il faire la castration ? « Malgré toutes les bonnes raisons, dit M. le professeur Poncet, qui ont paru la justifier, nous n'avons pas trouvé l'indication de cette opération répugnante ». En effet, cette opération nous semble anti-physiologique et encore faut-il dire qu'elle manque d'indications précises.

Néanmoins, M. Rochet s'exprime ainsi à son sujet : « Ces opérations réussissent plutôt sur les hypertrophies massives uniformément constritives en faisant régresser la masse générale de la prostate ; contre-indiquées toutes les fois que l'hypertrophie présente des noyaux construotifs et que les sujets sont encore suffisamment génitaux. »

4° *Vasectomie double*, opération qui ayant absolument le même but que la castration ne vise pas les testicules, mais leur cordon spermatique, les canaux déférents. Elle a été imaginée pour sauver les apparences. En 1893, Harisson a publié une observation d'un médecin à qui il a fait la section double des canaux déférents pour une hypertrophie prostatique, et chez lequel il a vu l'état s'améliorer.

Après lui beaucoup de chirurgiens comme Lanestein et Buckhardt, Chalot, Isnardi, etc., ont eu de bons résultats

d'atrophie de la protaste ou plutôt de diminution du volume
de la prostate et diminution des troubles graves. C'est une
opération très simple et bénigne, acceptée très volontiers
par les malades, mais par contre, elle a donné des résultats
encore moins encourageants que la castration.

On a encore proposé d'autres procédés comme la résection des nerfs et des artères du cordon spermatique, des
injections sclérogènes dans l'épididyme pour faire régresser
la prostate, sans d'ailleurs obtenir des résult 's appréciables.

Comme nous venons de le voir, il existe beaucoup de
procédés s'attaquant à l'obstacle urineux, mais il n'y en a
pas un qui soit réellement efficace ; tous ont un très petit
nombre d'indications donnant plus ou moins des résultats
satisfaisants. Nous pouvons dire que les moyens du chirurgien en face d'une rétention d'urine sont nombreux, mais
il ne peut trop compter sur eux au point de vue des résultats post-opératoires.

II. Procédés visant la dérivation de l'urine. —
Nous n'avons envisagé jusqu'à présent que les moyens
s'attaquant à l'obstacle urineux, il nous reste à analyser
encore ceux qui ont pour but la dérivation de l'urine. Ces
méthodes ne sont pas nombreuses, il n'y en a d'ailleurs
qu'une connue jusqu'à présent, c'est la cystostomie avec
toutes ses variations et procédés, et puis notre méthode
proposée par notre maître M. Jaboulay, la cysto-urétro-
anastomose, modifiée en 1899 par lui en cysto-urétroplastie, que nous nous proposons d'exposer dans les
chapitres suivants.

A. *La cystostomie* peut être périnéale ou sus-pubienne.

La cystostomie périnéale consiste en une ouverture de la vessie par voie périnéale. Elle a été bien étudiée par M. Rochet avec un procédé spécial proposé par lui ; on arrive sur le bas-fond de la vessie dans sa portion inter-déférentielle sans léser aucun nerf ou vaisseau important et, tout en bien ménageant la musculature périnéale. D'après lui, c'est la voie de choix pour un « drainage vésical idéal » portant directement sur le bas-fond. Elle a surtout son indication dans les cas de calculs vésicaux secondaires, siégeant dans le bas-fond ; mais, dans le but de créer un méat urinaire périnéal, elle a été peu employée ; d'ailleurs M. Rochet nous parle d'un malade, vieux prostatique, ayant gardé son drain une vingtaine de jours fonctionnant très bien. On faisait des lavages quotidiens dans la vessie ; au bout de quelque temps, sa sonde tombait fréquemment et il se produisit un bourgeonnement actif de la plaie, qui finit par masquer son trajet.

La cystostomie sus-pubienne, devenue aujourd'hui la grande opération des urineux, a été découverte par M. Poncet, en 1888 ; en 1889, il a présenté son malade à la Société de médecine de Lyon. Telle qu'elle a été décrite par lui en 1888, elle a pour but chez certains prostatiques l'établissement d'un urètre contre nature, d'un méat artificiel. Elle peut être temporaire ou permanente. Temporaire, elle est faite toutes les fois qu'il faut donner une issue à l'urine retenue dans les cas de rétention complète. En cas de rétablissement du cours normal, la fermeture du méat artificiel se fait absolument, comme celle de l'anus contre nature. La cystostomie permanente est la formation d'un méat hypogastrique permanent. Ses indications sont variées et souvent, dit M. Poncet, nous l'avons vu guérir des prostatiques voués à la mort ; nous n'avons pas les deux complications fréquentes : l'infiltration urineuse et la blessure du péritoine. Souvent elle s'impose autant que l'entérostomie, la kélotomie, la trachéotomie, etc. et comme ces dernières, elle n'aggrave pas le pronostic et le succès dépend de la précocité de l'opération. Depuis son origine on a toujours tenté de la perfectionner, soit dans un but, soit dans un autre, en créant de nouveaux procédés opératoires. Nous ne ferons qu'énumérer ces procédés, au point de vue historique, but essentiel de ce chapitre.

1° *La taille hypogastrique ou épicystostomie*, n'est qu'une taille sus-pubienne, elle est faite toutes les fois que la suture des lèvres vésicales à la peau présente des difficultés ou est impossible ; complications urinaires. infections, etc. ;

2° *Procédé de M. Jaboulay* consistant à faire le méat dans le grand droit antérieur de l'abdomen pour faire un sphincter ;

3° *La cystostomie idéale* de Wassillef : décoller la muqueuse de la musculeuse vésicale à une hauteur de 10 à 12 millimètres, et suturer seulement la muqueuse avec la peau. Elle trouve son indication seulement chez les malades non infectés ;

4° La cystostomie avec entre-croisement de bandes musculaires empruntée aux grands droits ; procédé qui a été proposé par MM. Chandelux et Carle, très compliqué, exposé aux infections ;

5° Les procédés de Witzel, cystostomie intra et extra-péritonéale, de Chaput, ont les mêmes inconvénients que les procédés précédents ; ils exposent trop à « sacrifier le fonctionnaire sous prétexte de conserver une fonction compromise » (Diday).

6° Quant à la cystostomie sans suture vésico-cutanée, elle est employée quand la suture est impossible, soit que la vessie soit trop petite ou contracturée, soit que le sujet soit trop obèse, etc.

Comme nous venons de le voir, la cystostomie est une opération bien étudiée, avec manuel opératoire bien établi et indications précises ; mais l'esprit chercheur du chirurgien intelligent n'en est pas satisfait, il veut découvrir un autre procédé qui n'oblige pas le malade à garder une sonde indéfiniment, ou à porter sur lui, pour recueillir ses urines, un second appareil, autre que celui que la nature lui a créé.

M. Jaboulay a proposé les procédés que nous décrirons sous le nom de cysto-urétro-anastomose et cysto-urétroplastie (modification de la première), précisément dans ce but, et c'est l'histoire de ces procédés que nous abordons.

En 1892, le 28 mai, M. Jaboulay fait, pour la première fois, une communication à la Société des sciences médicales de Lyon, au sujet de son nouveau procédé opératoire sur l'anastomose de la vessie avec l'urètre passant au-dessous de la symphyse et en arrière du pubis, avec trois observations à l'appui. D'ailleurs, voilà ce que nous trouvons inséré à ce sujet dans la *Province médicale* du 28 mai 1892, page 262 :

« M. Jaboulay fait une communication sur la cystostomie sus-pubienne. Dans le cas où cette opération est indiquée, il y a quelques avantages à la pratiquer non sur la ligne médiane, mais sur les parties latérales dans le grand droit, dont les fibres musculaires pourront faire l'office de sphincter. Il propose une nouvelle opération qu'il a pratiquée déjà trois fois et dont les résultats sont à l'étude. On pourrait faire l'abouchement de la vessie dans l'urètre, de la portion de l'urètre la plus rapprochée de la paroi antérieure de la vessie. »

Ces explications ayant été très peu suffisantes pour donner une idée nette au lecteur de son procédé, il se décide en 1895 à donner un peu plus de jour à ce qu'il a fait, et nous rencontrons dans le *Lyon médical* du 12 mai 1895, n° 19, p. 62-63, l'article suivant à ce sujet :

« Au mois de mai 1892, j'ai fait une communication à la Société des sciences médicales, avec figure à l'appui, sur l'anastomose de la vessie avec l'urètre, que j'avais pratiquée trois fois dans différents cas d'obstacles à l'émission des urines tenant à la prostate. Les journaux de Lyon ne contiennent qu'une ligne à ce sujet sur lequel je n'avais pas remis de notes. Ceux-ci avaient dit, pour motiver leur laconisme, qu'ils avaient dû enregistrer plusieurs communications de ma part, deux entre autres sur la gastro-entérostomie et la cystostomie à travers le grand droit. Le *Lyon médical* dit à mon sujet, p. 174, t. LXX : « Il
« propose également, en pareille occurrence, d'établir une
« communication entre la vessie et la paroi de l'urètre
« antérieur à l'obstacle qui est la cause de la rétention
« urinaire », et la *Province médicale*, p. 262, t. VII : « Il
« propose une nouvelle opération qu'il a pratiquée déjà
« trois fois et dont les résultats sont à l'étude. On pour-
« rait faire l'abouchement de la vessie dans l'urètre, de

« la portion de l'urètre la plus rapprochée de la paroi
« antérieure de la vessie. »

« Cette note est faite pour donner quelques renseigne-
ments sur cette opération et sur les malades dont les
observations avaient été recueillies par M. Tixier, alors
secrétaire du service

« Le premier malade avait une tumeur volumineuse
et était dans l'impossibilité d'uriner. Je fis d'abord la
symphyséotomie, que j'ai eu depuis la satisfaction de voir
employer pour aborder la cavité vésicale ; puis après avoir
décollé et abaissé la vessie, je fis une ponction sur la face
antérieure près du sphincter, une autre sur la paroi
supérieure de l'urètre, et je suturai les lèvres opposées
avec du fil de catgut. Le malade mourut au bout de
quarante-huit heures.

« Le deuxième malade portait une hypertrophie prostatique. Je pratiquai la même opération, et pour suturer
je me servis d'une sonde métallique que j'introduisis dans
les deux orifices et autour de laquelle je fis une suture
comme sur un conducteur. Ce malade mourut, lui aussi
rapidement.

« Enfin, la troisième fois, il s'agissait encore d'un
prostatique. Au lieu de faire la symphyséotomie, *je pratiquai la résection de la moitié inférieure du pubis ;*
par le tunnel ainsi créé, je pus en haut décoller et abais-
ser la vessie, en bas inciser l'urètre devant l'obstacle ;
même suture. Le malade a vécu deux ans et demi ; il est
mort il y a huit mois, en urinaire infecté. La suture
vésico-urétrale avait lâché, le lendemain de l'opération
je fus obligé de la refaire. Elle céda encore, et mon
malade conserva tout le reste de son existence une

fistule sous-pubienne qui l'avait converti presque en épispade.

« C'est là, en effet, le gros inconvénient et l'écueil : la suture ; et c'est à cause de sa difficulté d'exécution que je n'ai plus employé la cysto-urétrostomie, nom que nous lui avons donné en raison de son analogie avec la gastro-antérostomie qui venait de nous donner des succès.

« Mais, aujourd'hui, elle mérite d'être reprise ; on peut remplacer le temps délicat de la suture par la mise d'un bouton anastomique en substance résorbable ou malléable et supprimer ainsi les vraies et les seules difficultés de cette opération.

« Si elle réussit, elle devrait être mise en parallèle avec la cystostomie sus-pubienne de M. Poncet.

« Peut-être arrivera-t-on à faire vers l'orifice vésico-prostatique barré, déformé ou rétréci, ce que l'on fait pour d'autres orifices, par exemple le pylore, et une cysto-urétroplastie consistant en une fente longitudinale et une suture dans le même sens transformant celle-ci en cicatrice transversale, supprimerait l'obstacle de l'hypertrophie prostatique. »

L'an passé, nous rencontrons un article dans le *Centralblatt für Chirurgiae*, juin 1898, de Hans Wagner, publiant une observation de M. Mickulicz pour une nouvelle méthode du traitement des pertes de substance étendues de l'urètre, consistant dans une implantation de l'urètre et du pénis au-dessus du pubis. Le malade de M. Mickulicz est guéri et nous publions plus loin son observation.

Dans son *Traité de la dysurie sénile* (paru en 1899), M. Rochet nous parle d'une anastomose vésico-urétrale anté-prostatique; procédé absolument identique à celui proposé par M. Jaboulay en 1892, dont M. Rochet, dit-il, ignore complètement l'existence.

En mai 1899, M. Jaboulay eut un nouvel opéré, à qui il a fait la cysto-urétro-anastomose modifiée en cysto-urétroplastie. Nous décrirons ces différents procédés dans le chapitre suivant.

Comme on le voit, l'histoire de ces procédés, la cysto-uréthro-anastomose et la cysto-urétroplastie, n'est pas vieille et, non seulement ils n'ont jamais été décrits d'une manière suffisante pour initier les chirurgiens, mais aucune observation n'a été encore publiée jusqu'à ce jour, excepté celle de M. Mickulicz, l'année dernière.

Voilà pourquoi nous nous sommes décidé à en faire un sujet pour notre thèse inaugurale.

CHAPITRE III

DESCRIPTION DES PROCÉDÉS

Comme nous venons de le voir dans le chapitre précédent, nous avons à exposer trois phases d'un même procédé, dont les deux premières constituent la *cysto-urétro-anastomose latérale* et la *cysto urétro-anastomose terminale* ou par *implantation* et la troisième phase la *cysto-urétroplastie*.

I. Cysto-urétro-anastomose.

A. **Latérale**. — Elle a été pratiquée trois fois par M. Jaboulay en 1892, et une fois par M. Rochet en 1895.

En 1892, M. Jaboulay eut dans son service plusieurs rétentionistes. La cystostomie ayant donné encore peu de bons résultats, il appliqua un nouveau procédé pour donner issue à l'urine retenue. Il pensait qu'une anastomose de la vessie avec la portion antérieure de l'urètre qui se trouve en avant de l'obstacle, pourrait donner de meilleurs résultats. Pour cela, il fait la manœuvre opératoire suivante :

Pour arriver à la face antérieure de la vessie, la plus

rapprochée de l'urètre, qui se trouve tout près de la symphyse, il fait une symphyséotomie totale, se créant ainsi plus de jour ; fait ensuite une ponction de la vessie sur sa face antérieure, incise le bord supérieur de l'urètre, et suture ainsi les deux lèvres opposées au fil de catgut. La suture a lâché au bout de quarante-huit heures ; il introduit, alors une sonde métallique dans les deux orifices, autour de laquelle il refait la suture.

Sur un autre malade, voyant que la symphyséotomie est inutile, il fait une résection de la moitié inférieure du pubis, une sorte de tunnel ; décolle et abaisse la vessie d'en haut, incise l'urètre et fait la même suture. Son malade a vécu près de trois ans, tout en conservant une fistule périnéale. L'anastomose de l'urètre avec la vessie de cette façon, tient très difficilement, et pour que la suture soit plus solide, il faudrait peut-être appliquer un appareil ou un bouton, moyens d'ailleurs incertains.

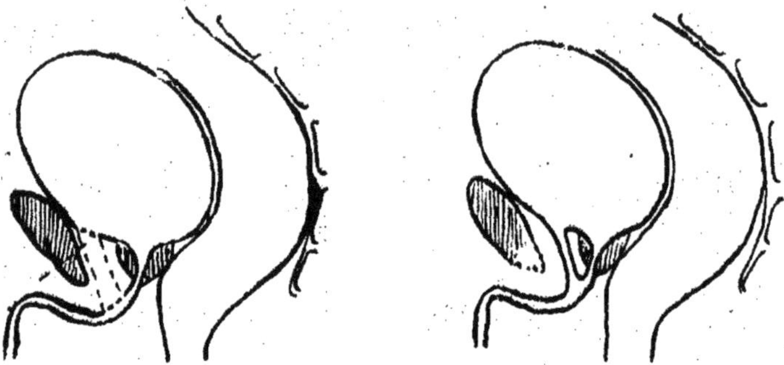

Cysto-urétro-anastomose latérale.

D'ici, nous voyons que la cysto-urétro anastomose latérale, en 1892, consistait à aboucher la partie spongio-membraneuse de l'urètre dans la face antérieure de la vessie, *au-dessous de la symphyse, en arrière et au-dessous du pubis*, après avoir fait une excavation de 2 centimètres, sur le bord inférieur de la symphyse, faisant une sorte de tunnel.

Voici les observations que M. Jaboulay a bien voulu nous confier.

OBSERVATION I

(Recueillie par Tixier.)

Rétrécissement de l'urètre ; cysto-urétro-anastomose avec symphyséotomie. — Mort au bout de huit jours.

H. L..., âgé de soixante-six ans, ayant la profession de journalier, né à Nevers. Le malade entre à l'hôpital le 17 mai 1892, pour des troubles urinaires.

Antécédents héréditaires. — Point.

Antécédents personnels. — Aucune maladie, ni dans l'enfance, ni dans l'adolescence.

A l'âge de vingt-deux ou vingt-trois ans, une blennorragie qui n'a duré que quelques jours. Étant au régiment, chancres multiples qui semblent avoir été des chancres mous. Mais aucun trouble urinaire jusqu'en 1882, — à ce moment, le malade remarqua que son jet diminuait d'intensité et les mictions étaient plus rapprochées, surtout la nuit. A la suite d'un refroidissement pris une nuit dans un incendie, apparaissent des abcès multiples au périnée qui, dès qu'ils furent percés, donnèrent libre passage à l'urine. Le malade ne pissait plus du tout par la verge, toute l'urine s'échappait entre les jambes. Aussi le malade se décida à entrer à l'hôpital, où il fut opéré par M. Daniel Mollière qui rétablit la continuité du canal à sonde à demeure pendant quatre ou cinq ans. Le malade partit à peu près complètement guéri. Trois mois après, le malade rentre à l'hôpital sur le conseil de M. Mollière, qui lui fit une dilatation progressive du canal.

Guérison parfaite jusqu'au mois de décembre de cette année, où le malade eut des rétentions momentanées. Il essaye des sondes, mais il ne put pas y arriver. En attendant quelques instants, le malade arrivait à émettre, avec beaucoup de peine, quelques gouttes d'urine. Jamais le malade ne remarqua de sang dans ses urines. Les troubles de la miction persistent actuellement, le malade a des envies très fréquentes (tous les quarts d'heure), surtout quand il est au lit. Quand il essaye d'uriner, il ne le fait qu'avec extrêmement de peine et au prix de douleurs atroces : son urine s'échappe goutte à goutte.

La nuit, et quand le malade reste au lit, il perd constamment ses urines qui s'écoulent sans qu'il s'en aperçoive. Il est obligé d'avoir constamment un urinal.

Les urines sont louches, blanchâtres, laissant par le repos se former un dépôt.

Parfois douleurs dans les reins.

L'état général est resté bon ; aucun trouble digestif. L'appétit est bon.

Cependant le malade accuse des accès de fièvre nocturnes. Il est parfois pris de frissons, qui durent deux ou trois heures.

Soif intense. Le malade est obligé de boire deux ou trois litres d'eau dans la nuit.

Le cathétérisme dévoile un rétrécissement infranchissable à la région périnéo-bulbaire.

Opération, 10 mai 1892. — M. Jaboulay pratique une incision en Y renversé, dont la branche verticale s'étend de 2 à 3 centimètres au-dessous de l'ombilic jusqu'à la racine de la verge, qui est comprise entre les deux petites branches obliques de l'Y.

Arrivé sur la symphyse pubienne, on détache de cette symphyse toute la portion sur laquelle viennent s'insérer les grands droits : on fait une symphyséotomie qui donne ainsi plus de jour. Le lambeau musculo-osseux formé par les grands droits et cette portion de l'os est relevé en haut.

Sur la face antérieure de la vessie, on fait une ponction ; on délibère l'urètre au niveau du ligament suspenseur. On fait ensuite l'anastomose entre la vessie et l'urètre.

Le lambeau musculo-osseux est rabattu.

Suture de la peau métallique.

20 mai. — Pas de fièvre; le malade n'urine pas, par son nouveau trajet : aussi le soir M. Jaboulay essaye-t-il de passer une sonde. En faisant le cathétérisme, il rompt les sutures au catgut ; il est obligé de faire sauter les sutures superficielles et d'aller directement introduire la sonde dans la vessie.

21 mai. — Le malade se plaint de nausées, d'un malaise général.

Anesthésie à l'éther : on rétablit à l'aide de sutures le trajet entre la vessie et l'urètre. Le soir le malade enlève la sonde.

23 mai. — Le malade vomit beaucoup. Il n'a pas uriné depuis samedi. On essaye un cathétérisme avec une sonde molle, impossibilité. On n'insiste pas.

24 mai. — Le malade va beaucoup mieux. Il urine librement par la verge.

26 mai. — Le malade meurt.

27 mai. — Nécropsie. M. Jaboulay qui la pratique trouve une réunion à peu près complète du canal et de la vessie, quoiqu'il persiste cependant une petite fistule. La première partie du nouveau canal était fermée par du tissu caverneux.

Le périnée était infiltré d'urine et une grande partie colorée en gris était gangrenée. Reins petits, kystiques.

OBSERVATION II

(Recueillie par M. Tixier).

Fistule urinaire chez un rétréci ; cysto-urétro-anastomose. —
Le malade étant parti, on ne sait ce qu'il est devenu.

R. P..., âgé de cinquante quatre ans, ayant la profession de charpentier, né à Beaurepaire. Le malade entre à l'hôpital le 21 avril 1892, pour une fistule urinaire périnéale consécutive à un abcès urineux qui a été ouvert par M. Cordier, dans son service à l'Antiquaille.

Antécédents héréditaires. — Rien à signaler.

Antécédents personnels. — Rhumatisme; dans la jeunesse aucune maladie grave. Deux blennorragies, une à vingt-sept ans, la deuxième à trente ans. Jamais aucun traitement. Goutte militaire le matin.

Depuis trois ou quatre ans, le malade remarque quelques différences dans le volume et la force de son jet. Difficulté de la miction qui est longue, douloureuse : le malade devait faire des efforts prolongés chaque fois, et cependant les envies étaient très fréquentes, surtout dans la journée.

26 janvier. — Le malade entre dans le service de M. Cordier ; là, on le sonde à plusieurs reprises. Consécutivement, huit jours après son entrée, il se déclare un abcès urineux périnéal que l'on incise. Il persiste une fistule. Le malade reste un mois encore à l'Antiquaille ; ne voyant aucune amélioration, entre à l'Hôtel-Dieu.

A son entrée, M. le professeur agrégé Jaboulay reconnaît un rétrécissement et une fistule urinaire; il décide une intervention. Le 13 mai, il pratique une opération nouvelle, non encore pratiquée : anastomose de l'urètre avec la partie antérieure de la vessie : la cysto-urétro-anastomose.

On place une sonde à demeure, mais il passe de l'urine par l'incision abdominale; il s'établit là une fistule qui persiste encore (2 septembre). La sonde à demeure fut gardée deux mois par le malade, malgré une urétrite intense, qui a amené la formation d'un abcès péri-urétral. Actuellement, il existe une petite fistule à la partie supérieure du scrotum par laquelle s'écoule du pus.

Actuellement, le malade peut garder ses urines, deux ou trois heures; quand il veut uriner, une partie de l'urine passe par la fistule abdominale, mais la plus grande partie s'écoule par la verge. La miction se fait dès que le malade se lève; l'urine s'écoule par l'urètre comme par un canal absolument ouvert; il n'y a pas de sphincter. Le malade se plaint beaucoup de cette infirmité.

B. **Terminale ou par implantation**. — Elle n'a
été pratiquée qu'une fois par M. Mickulicz, d'ailleurs nous
publions l'observation de son malade prise par M. Hans
Wagner, chef du service.

En 1897, M. Mickulicz a eu un malade dans son service se trouvant dans des circonstances très tra-
giques. Il avait reçu un coup dans le périnée et
un coup de fusil de chasse, dans la même région,
qui lui avait produit une grande perte de substance
urétrale, une dizaine de centimètres du rectum, la prostate et presque tout le périnée. Les méthodes connues
pour faire la dérivation de l'urine lui parurent insuffisantes
pour traiter un cas pareil. Il se décide à pratiquer un nouveau procédé pour créer une issue à l'urine par un détour.
Voilà, en quoi consiste ce procédé :

Le malade étant endormi au chloroforme, M. Mickulicz
fait une incision dans la région des pubis de 4 à
5 centimètres au-dessus de la symphyse ; l'incision se
continue de 3 centimètres sur la face dorsale du pénis.
Cette incision va jusqu'à l'os du pubis, qui est mis à nu. Il
sectionne le ligament suspenseur et les racines des corps
caverneux du pénis ; l'artère et la veine dorsale sont liées.
Sur le bord supérieur de la symphyse, il fait une excavation de 2 centimètres de profondeur pour que les corps
caverneux de l'urètre puissent se loger ; la vessie est libérée et dégagée complètement du péritoine.

En soulevant un peu la vessie on l'ouvre et on la suture
avec la partie bulbeuse de l'urètre au fil d'argent ; on introduit un cathéter d'une grosseur moyenne à demeure. Le
pénis se trouve au-dessus de la symphyse ; l'urètre, également, en communication avec la face antérieure de la vessie.

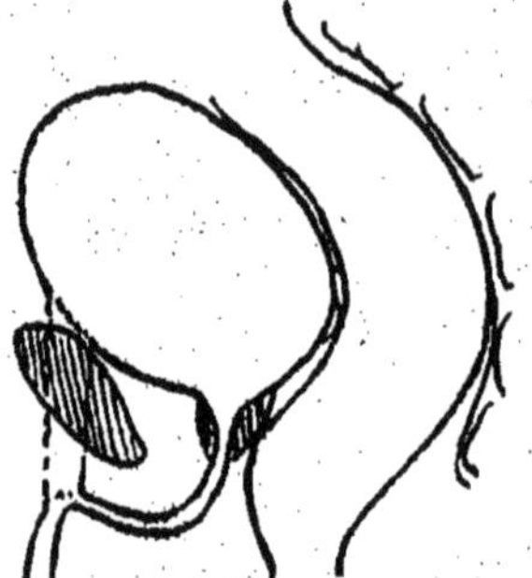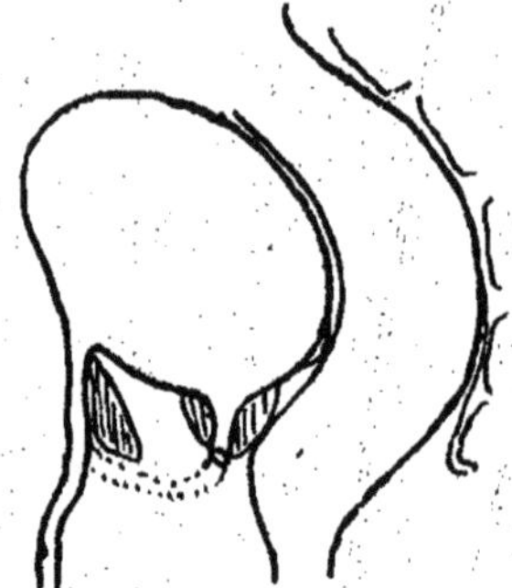

Cysto-urétro-anastomose par implantation.

Voilà la cysto-urétro-anastomose d. M. Mickulioz.

Comme on le voit elle consiste, à aboucher l'urètre antérieur dans la face antérieure de la vessie *au-dessus de la symphyse, en arrière et au-dessus du pubis*, après avoir fait une excavation sur le bord supérieur de la symphyse de 2 à 2 cm. 50.

Voici d'ailleurs son observation.

OBSERVATION III

(Publiée dans le *Centralblatt für Chirurgie*,
par M. Hans Wagner, juin 1808).

Grande perte de substance urétrale. — Traumatisme du périnée. — Cysto-urétro-anastomose sus-pubienne. — Guérison.

Paul O..., de Rybnik, entré le 20 mars 1896. Jusqu'à son accident, le patient avait une bonne santé. Le 9 octobre 1895, il était occupé comme piqueur dans une chasse. En passant par un bocage, ayant une position un peu courbée, il reçut, d'un chasseur mécontent de lui, un coup de pied par derrière, de sorte qu'il tombait dans la position genu-pectorale. Dans cette position, il reçut un second coup avec le canon du fusil, immédiatement suivit le coup de feu. Celui-ci allait de derrière, un peu au-dessus de l'anus, dans les parties molles, déchirant tout l'anus et le périnée, ainsi que la région du scrotum jusqu'au pubis. Grande perte de sang. Le blessé fut tout de suite transporté à l'hôpital.

La blessure occasionne un grand phlegmon ; en nettoyant la plaie, on trouve cinquante-deux petits grains de plomb, deux bouchons de papier et même trois morceaux d'os d'une longueur de 2 ou 3 centimètres et d'une épaisseur d'un crayon. Dans les deux premiers jours après l'accident sortait, par le canal de l'urètre, de l'urine mélangée de sang. Le troisième jour, il va à la selle ; il allait en partie par l'anus déchiré et en partie par la blessure. A partir de ce jour, il sortait également de l'urine par la blessure et par le rectum. Cet état se maintient jusqu'à ce jour ; en dépit des mouvements journaliers, il se forme un rétrécissement du rectum, de sorte que le malade ne fait plus que des selles claires en souffrant énormément.

A ce moment, on était en présence d'un garçon de bonne constitution, à nourriture insuffisante, mais sans aucun des organes internes malades.

Sur toute la région du périnée, on voit de nombreuses et irrégulières cicatrices qui se prolongent jusqu'au scrotum et le pénis ; à gauche du scrotum, dans la région de l'aine, on voit l'ouverture d'une fistule, entourée de nombreuses cicatrices, allant jusqu'à la vessie et en arrière jusqu'au rectum. Par cette fistule passent de l'urine et des matières fécales. L'orifice anal est rétréci, ayant le calibre d'un crayon. Les fèces mélangées avec de l'urine, sortent en partie par l'anus et en partie par la fistule.

Par la vessie ne sortent que quelques gouttes d'urine. En essayant de sonder, on ne réussit ni avec un cathéter ni avec une bougie. Par le canal de l'urètre, on rencontre un obstacle infranchissable. De cet endroit jusqu'à la vessie, l'urètre paraît complètement détruit. Les testicules paraissent être normaux malgré que le droit soit plus petit que le gauche ; le malade a des érections dans son lit, pas de perte de sperme.

Voici l'état du malade le 20 mars :

Pour que l'écoulement de l'urine soit plus facile, on fit une incision de la fistule jusqu'à la vessie ; on réussit à faire pénétrer une sonde de Nélaton d'un moyen calibre jusqu'à la vessie ; on parvient ainsi à séparer l'urine des selles ; l'urine sort alors, en grande partie par le cathéter. Très probablement, il existe dans le cul-de-sac postérieur une autre fistule recto-vésicale, ce qui décide Mikulicz à faire une seconde opération le 10 mai 1896.

On fit d'abord une incision autour de l'anus, puis on détacha le rectum rétréci de la quantité de brides l'entourant. On fit une amputation du rectum d'une longueur de 6 centimètres. Le gros intestin est tiré en bas et suturé à la peau. Toutes les parties traumatisées de l'urètre membraneux, jusqu'à la vessie, sont extirpées. On voit que tout l'urètre, à partir du bulbe jusqu'au col de la vessie, est enlevé. Il reste également très peu de la prostate. On mit dans la vessie un cathéter, qu'on attache au dehors par un fil d'argent ; un second cathéter passait par la plaie et le reste du canal de l'urètre.

La marche de la guérison est tout à fait normale, le rectum guérit également. Sept jours après l'opération, le malade pouvait aller pour la première fois à la selle. Dans les premiers jours, un peu d'urine coulait autour du cathéter, mais avec la guérison l'urine ne sortait plus que par le cathéter. Le 23 mai, donc treize jours après l'opération, on mit un second cathéter par la fistule dans la vessie. La suite n'avait rien de remarquable. La guérison fut compliquée plusieurs fois par des abcès, se vidant continuellement dans le périnée. De plus, il se forma un abcès dans l'épydidyme droit, qui s'ouvrit également au périnée. Une petite cystite, existant jusqu'à présent, disparut après des lavages à l'acide borique et la poudre d'iodoforme et par l'administration interne d'une solution de salol. Du côté du rectum il n'y a point de complication, la défécation se fait très normalement.

Cet état reste ainsi jusqu'au mois de juin 1897. Il fallait alors se décider à trouver un chemin normal pour vider l'urine ; le malade ne pouvait rester que quelques minutes sans cathéter. On ne pouvait pas songer à continuer l'emploi du cathéter, car la réintroduction de celui-ci faisait beaucoup souffrir le malade à cause du

rétrécissement très étendu de l'urètre qui se reformait en très peu
de temps.

Une partie de l'urine passait toujours par la fistule. Les méthodes
connues pour remplacer l'urètre défectueux ne pouvaient pas être
appliquées.

Quant à réunir les deux bouts de l'urètre, il ne fallait pas y songer, à cause de l'étendue de la partie détruite (8 à 9 centimètres)
et à cause des cicatrices qui se trouvaient dans la région ; l'épi-
derme n'était pas suffisant pour remplacer la peau, la région étant
pleine de cicatrices. Une transplantation de la muqueuse buccale
sur la blessure de l'urètre, semblait également sans succès. Tout
ceci, décida M. Mikulicz à suivre un autre chemin.

Opération du 3 juin 1897. — Le malade fut endormi au chloroforme. Une incision fut faite dans la région du pubis, à 4 ou
5 centimètres au-dessus de la symphyse, et fut continuée sur la
face dorsale du pénis de 3 centimètres. L'incision alla jusqu'à
l'os, de telle façon que les os du pubis furent mis à nu. Ensuite on
sectionna le ligament suspenseur et les racines des corps caverneux du pénis, tandis qu'on souleva les corps caverneux de l'urètre.
L'artère et la veine dorsale du pénis furent liées. Au-dessus de la
symphyse, la vessie est libérée complètement, le péritoine est
ouvert et tamponné avec de la gaze iodoformée. Sur le bord supérieur de la symphyse on fait une excavation de 1 ou 2 centimètres de profondeur pour que les corps caverneux de l'urètre
puissent se loger convenablement.

Après cela, on ouvre la vessie en la soulevant, l'attirant un peu
au dehors, et on suture la partie bulbaire de l'urètre avec la vessie, au fil d'argent. Par le canal de l'urètre on introduit un cathéter
d'une grosseur moyenne dans la vessie et on remplit la plaie avec
de la gaze.

Le pénis se trouve au-dessus de la symphyse, l'urètre également
en communication avec la vessie.

4 juin. — Le malade a très bien supporté la transplantation,
le pénis est un peu œdémateux, mais il n'a pas changé de couleur.
L'urine passe en partie par l'urètre, en partie par la fistule qui se
trouve au périnée. A la longue, la plaie au-dessus de la symphyse

guérit au bout de six semaines, l'évacuation de l'urine se fait par
le cathéter et seulement une partie passe par la fistule. Depuis le
mois d'octobre 1807, on commence à introduire des cathéters de
calibre de plus en plus gros, jusqu'au plus fort numéro sans difficulté aucune. Le malade apprit à se cathétériser lui-même et à se
laver la vessie avec une solution de borate de soude. L'urine était
complètement normale. Depuis six mois, on enlève le cathéter
pour quelque temps et on arrive à ne l'introduire qu'une ou deux
fois par jour, pour empêcher qu'un rétrécissement se produise entre
l'urètre et la vessie.

Actuellement : le malade à sa sortie (27 juin 1898) est dans un
tel état, qu'on peut introduire une sonde de Nélaton du plus fort
calibre sans aucune difficulté, même sans avoir introduit aucun
cathéter dans la journée. Il peut retenir ses urines pendant deux
heures et quand il urine, il sort un jet. Mais, s'il attend plus de
deux heures, l'urine sort en gouttes par la fistule du périnée qui
n'est pas encore complètement fermée. Très probablement, cette
fistule est due à un séquestre, produit lui-même par le traumatisme
primitif, et c'est ce séquestre qui empêche la fermeture de la fistule.

DISCUSSION

La différence essentielle entre les deux procédés de la
cysto-urétro-anastomose se trouve dans la continuité et
et la non continuité du canal urétral : dans le procédé
de M. Jaboulay, le canal de l'urètre est seulement incisé
sur son bord supérieur, tandis que, pour faire la transplantation du pénis au-dessus de la symphyse, M. Mickulicz
sépare les deux parties de l'urètre anastomosé et non
anastomosé. Quel serait le meilleur des deux ? Ni l'un ni
l'autre, et voilà pourquoi : la cysto-urétro-anastomose,
soit latérale, soit terminale, est une opération très dange-

reuse, qui échoue le plus souvent, et doit être complètement délaissée ou remplacée par la cysto-urétro plastie comme nous le verrons plus loin.

Les inconvénients de la cysto-urétro-anastomose par implantation sont nombreux : d'abord l'éjaculation ne peut plus se faire que par la vessie, ainsi que toute autre sécrétion prostatique ou séminale. Mais dans ce cas il se produira des dépôts de sperme au bas-fond de la vessie, qui, se transformant en calculs, nécessiteront un jour une nouvelle intervention. Les sutures, forcément, ne peuvent pas bien tenir, le malade, à cause de cela, est continuellement exposé à l'infection urinaire.

D'après nous, la cysto-urétro-anastomose terminale ne doit être pratiquée que dans un seul cas : c'est le cas de M. Mickulicz, grande perte de substance urétrale et périnéale ; tout le périnée disparu ; toute la portion de l'urétre membrano-prostatique disparu également, ainsi qu'une portion du rectum ; en un mot, dans les grands traumatismes du périnée ; et ne doit-on pas hésiter entre elle et la cystostomie, qui est une opération d'un manuel opératoire mieux établi ?

Les inconvénients de la cysto-urétro-anastomose latérale sont à peu près les mêmes : M. Jaboulay y a renoncé en 1892, à cause de ce fréquent relâchement des sutures, qui expose tant à l'infection. Ensuite, cette anastomose de la vessie à l'urétre est quelque chose d'artificiel. On n'a pas ici cette élasticité et longueur du côlon quand celui-ci anastomose avec l'estomac ; donc la suture vésico-urétrale lâchera 90 fois sur 100. Peut-être, comme le dit M. Jaboulay, arrivera-t-on à employer un bouton qui pourra un jour être éliminé au dehors.

La cysto-urétro-anastomose latérale pourra être appliquée dans le même cas que la cysto-urétro-anastomose terminale : dans les cas de pertes considérables de substance urétrale, grand traumatisme du périnée. Dans les cas pour lesquels elle a été employée en 1892, elle peut être avantageusement remplacée par la cysto-urétroplastie dont nous abordons l'étude.

II. Cysto-urétroplastie.

A. *Exposé du procédé*. — Voyant les inconvénients qu'entraînait son procédé de 1892 et la difficulté de son application, M. Jaboulay, en 1899, fait une autre manœuvre opératoire tout en gardant le même chemin.

En mai 1899, un jeune homme qui avait déjà fait un séjour dans son service pour une fracture du pubis droit, une sphacèle d'une grande partie de la vessie, etc. (voir son observation plus loin, n° 4), se fait opérer pour une rétention et une fistule périnéale. Pour rétablir le libre passage de l'urine, M. Jaboulay s'y prend de la manière suivante :

Il passa par le même chemin qu'en 1892 ; après avoir fait le tunnel sous-pubien et se trouvant en face de l'urètre, au lieu de faire une anastomose latérale de celui-ci avec la vessie, il fait une incision longitudinale sur le bord supérieur de la portion prostato-membraneuse de l'urètre se continuant jusqu'au col de la vessie. Il se produit ainsi, une fente longitudinale allant de l'urètre à la vessie, y compris le col. On fait ensuite une suture transversale de cette fente, de la manière suivante : le bord gauche de la portion urétrale incisée est réuni avec la moitié gauche de la fente du col vésical incisé ; on fait de même du bord droit de la fente urétrale avec l'autre moitié du col incisé. Il se produit ainsi une *cicatrice droite transversale au trajet de l'urètre*. Cette manière de suturer peut être comparée avec la suture que l'on fait dans la pyloroplastie.

Nous voyons donc que le procédé de 1899 ne diffère pas beaucoup de celui de 1892 au point de vue du manuel opératoire ; et, pour être bref : le procédé de 1892 n'était qu'une *cysto-urétro-anastomose latérale*, tandis que celui de 1899 est une *cysto-urétroplastie*.

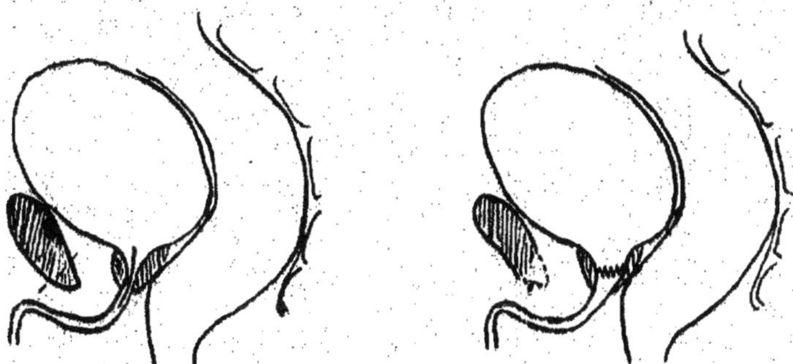

Cysto-urétroplastie.

La cysto-urétroplastie n'a pas les inconvénients de la cysto-urétro anastomose latérale ou terminale ; le relâchement de la suture qui se produisait en 1892 ne se produira plus désormais, parce que la suture ne se porte pas sur deux bouts absolument séparés l'un de l'autre, mais bien au contraire, la continuité de l'urètre avec la vessie est conservée, puisque l'on ne fait qu'une suture vésico-urétrale transversale. D'autre part, nous n'avons pas à

craindre ici, un rétrécissement qui pourra plus tard néces-
siter une nouvelle intervention ; il se produit, au contraire,
un élargissement du canal urétral. Elle est préférable,
d'un autre côté, au procédé de M. Mickulicz, parce qu'elle
conserve l'intégrité et le libre passage du sperme ; l'éjaculation peut se faire sans aucune difficulté, ce qui n'est
pas le cas dans le procédé de M. Mickulicz.

B. *Manuel opératoire.* — Le manuel opératoire est
un peu compliqué, il exige une assez grande habileté du
chirurgien, et surtout une attention toute particulière sur
les hémorragies, qui sont à craindre ici.

Avant d'opérer, il faut s'assurer de l'intégrité, aussi
bien de la vessie que du canal de l'urètre. Toutes les fois
qu'il y a une inflammation de quelque nature qu'elle
soit, cystites et urétrites à l'état plus ou moins aigu, on ne
doit pas opérer, parce que la fièvre urineuse et les intoxi-
cations urineuses sont à craindre et peuvent complètement enrayer la bonne issue de l'opération. Il est même
préférable d'ordonner un régime au malade, quelques
jours avant l'opération, si c'est possible, pour aseptiser la
vessie et les urines. Faire un lavage de la vessie et de
l'urètre un moment avant l'opération.

L'opération se fait en cinq temps, à savoir :

1er *Temps. Préliminaires :* On connaît trop bien l'im-
portance de l'asepsie et de l'antisepsie, aujourd'hui, pour
que nous n'insistions pas. L'antisepsie des mains du chirurgien et celle de ses aides, l'asepsie autant que nos
moyens nous le permettent des instruments et des objets
nécessaires au cours de l'opération, sont des précautions
dont il faut absolument tenir compte, puisque c'est de

l'antisepsie et de l'asepsie que dépendent les suites de l'opération. Toute la région des pubis, bien rasée, est lavée au savon, au sublimé et à l'alcool ou à l'éther. Lavage de la vessie au permanganate ou à l'eau borique. Le malade sera couché sur le dos, le bassin un peu élevé pour que l'on puisse mieux voir.

2° Temps. Incision des parties molles : Le malade étant prêt, on fait une incision en Y, la branche verticale est sur la symphyse pubienne, les deux branches latérales descendent le long des branches ischio-pubiennes. L'incision est portée jusqu'à l'os ; la symphyse est mise complètement à nu. En haut, on peut faire pénétrer le doigt jusqu'à la prostate, entre la vessie et la symphyse ; en bas, on décolle complètement les parties molles, jusqu'au bord inférieur de la symphyse, d'une telle manière, que l'on puisse faire passer le doigt au-dessous et toucher le col vésical ou la face antérieure de la vessie.

3° Temps. Excavation de la symphyse : Pour se faire plus de jour et se donner un plus large espace, on fait une excavation sur le bord inférieur de la symphyse, de 2 à 2 cm. 50. Elle doit être faite tout à fait sur la ligne médiane, avec une très grande attention, cela peut éviter la lé ion du plexus de Santaurini, situé sur les deux côtés, d'après beaucoup d'anatomistes. Quelquefois, on peut se contenter de l'excision seulement du ligament sous-pubien, qui à lui seul a une épaisseur d'un centimètre.

4° Temps : Nous arrivons ainsi sur un champ où se trouve la portion membraneuse et une partie de la portion spongieuse de l'urètre, la prostate et la face antérieure de la vessie. L'hémostase faite, on dégage bien la partie urétrale qui doit être incisée, de même la partie vésicale. En un mot, on met complètement à jour la portion prostato-membraneuse de l'urètre et le col vésical. Ceci fait, on fait une incision longitudinale, comme il a été dit plus haut, sur le bord supérieur de l'urètre dégagé, allant jusqu'à la vessie. La réunion transversale se fait comme il a été dit plus haut, et d'ailleurs, la *figure* ici jointe nous dispense de commentaires.

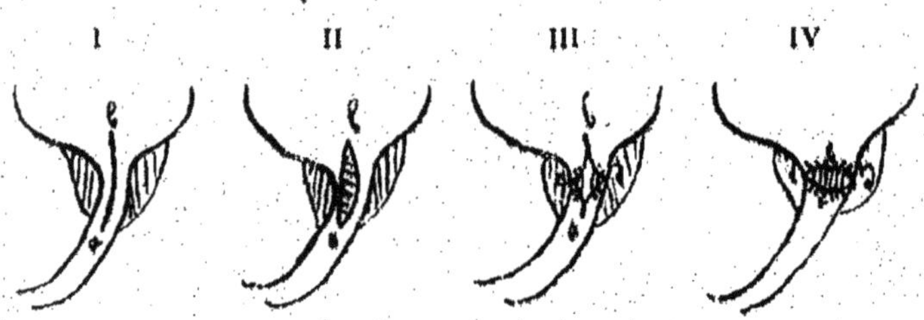

Après une première suture *muco-muqueuse* au fil de catgut, on en fait une seconde *musculo-séreuse* (aponévrotique), si on peut l'appeler ainsi. Il se produit une cicatrice droite, transversale au trajet de l'urètre. La suture doit être le plus possible imperméable à l'urine. On introduit une sonde molle à demeure, par laquelle vont passer désormais les urines jusqu'à la complète guérison. Cette phase de l'opération étant la plus importante, on doit l'exécuter avec beaucoup de précautions et d'intelligence.

5° *Temps. Suture terminale :* Après avoir fait la suture vésico-urétrale, on procède, s'il y a lieu, à la ligature des vaisseaux lésés pendant l'opération, puis on procède à la suture de l'incision première, au fil d'argent. Un pansement compressif doit terminer l'opération.

Nous n'avons pas besoin d'insister sur les petits soins

post-opératoires nécessaires à donner au malade : injection de sérum artificiel si c'est utile, alcool, champagne, etc. Nos malades ont tous beaucoup souffert une huitaine de jours après l'opération ; ils ont tous été plus ou moins constipés, il faut donc leur donner des lavements tous les jours et leur faire de grandes irrigations d'eau chaude, au moment des pansements ; c'est un bon moyen pour les soulager lorsque les douleurs sont fortes.

C. *Indications*. — Nous avons vu dans notre chapitre d'historique qu'il existe deux procédés visant la dérivation de l'urine, ce sont : la cystostomie sus-pubienne, de M. le professeur Poncet, et notre procédé de cysto-urétro-anastomose, modifiée en cysto-urétroplastie que nous venons de décrire. Ici, nous pouvons faire une petite déduction : des indications de la cystostomie ressortent les indications de la cysto-urétroplastie (les indications de la cysto-urétro-anastomose ont été déjà décrites) ; cela veut dire que, toutes les fois que la cysto-urétroplastie est contre-indiquée, on aura recours à la cystostomie.

A la page 103 de leur *Traité de la cystostomie sus-pubienne*, MM. A. Poncet et X. Delore, divisent les prostatiques rétentionnistes en deux groupes : 1° « Prostatiques indemnes de toute manifestation d'empoisonnement urineux, et chez lesquels les urines ne présentent pas d'altérations pathologiques — *prostatiques mécaniques*; et 2° prostatiques offrant des signes d'urémie et de septicémie urinaires. » Alors, nous dirons que, chez les prostatiques mécaniques non infectés, la cysto-urétroplastie sera indiquée, lorsque le cathétérisme est impossible, lorsqu'il est particulièrement difficile, douloureux, mal supporté par le malade, urétrorragique, lorsqu'il existe des fausses routes.

Au contraire, elle sera contre-indiquée « chez les prostatiques atteints d'infection urinaire : forme aiguë, forme chronique grave, dans les cystites chroniques rebelles, douloureuses, ayant résisté au traitement de la sonde, au lavage.» Ici, la cystostomie s'impose en tant qu'opération d'urgence, au même titre que l'entérostomie, la kélotomie, la trachéotomie, etc.

La cysto-urétroplastie sera indiquée également, dans les rétrécissements traumatiques ou organiques postérieurs de l'urètre rebelles à tout autre traitement ; dans les fistules vésico-intestinales, vésico-rectales, etc.

La cysto-uréroplastie est un procédé opératoire difficile à faire, il exige des mains habiles, mais nous sommes certain de son succès dans l'avenir. Nous regrettons de ne pas posséder plus d'observations et d'avoir ainsi des preuves plus convaincantes, mais nous nous contentons seulement, pour le moment, de le décrire et nous ajoutons que si la pyloroplastie compte aujourd'hui plus de deux cents opérés, dont la mortalité dans les sténoses du pylore ne s'élève qu'à 13 pour 100, la cysto-urétroplastie, qui a un manuel opératoire à peu près pareil, pourrait nous donner le même succès dans l'avenir.

Observation IV (personnelle, inédite)

(due à la collaboration de notre ami Hurel, externe dans le service
de M. Jaboulay).

*Fracture du bassin, abcès de la cavité de Retzius, sphacèle
d'une grande partie de la vessie, fistule périnéale, cysto-
urétroplastie. — Guérison.*

C. P..., âgé de seize ans, entre dans le service de M. Jaboulay,
le 31 décembre 1898.

Antécédents héréditaires. — Père mort d'affection inconnue,
à l'âge de trente-cinq ans. Mère vivante, bonne santé. Trois frères
bien portants, un quatrième frère mort en bas âge.

Antécédents personnels. — Le malade n'accuse aucune maladie
antérieure, pas de signes de rhumatisme, ni de tuberculose; une
assez bonne constitution, bonne santé.

28 décembre 1898. — Le jeune malade, qui était domestique
dans une ferme, conduisait sous forêt une voiture chargée de bois.
Il marchait à la gauche du cheval, lorsque ses pieds se prirent
dans des racines qui se trouvaient sur le sol ; si bien que l'enfant
tomba à la renverse sur le dos. La position a été telle que sa hanche droite se trouvait entre le sol et la roue gauche. Sa hanche
gauche était appuyée sur une grosse pierre. *La roue gauche lui
monta sur la hanche droite.* L'enfant s'étant mis à crier, son
maître, qui conduisait une autre voiture située devant celle con-
duite par le jeune homme, arrêta les chevaux, si bien que la roue ne
traversa pas en entier l'abdomen de l'enfant. On releva l'enfant.
Il resta trois jours couché chez son patron, présentant les symp-
tômes suivants :

Impossibilité d'uriner spontanément, le cathétérisme donnait issue
à de l'urine chargée de sang. Le moindre mouvement dans les
membres inférieurs provoquait de grandes douleurs dans le
bassin.

81 décembre. — Il entre dans le service de M. Jaboulay. Il est *cystostomisé* d'urgence, et l'on *trouve une déchirure de la vessie, une déchirure de l'urètre prostatique et une fracture du pubis droit.* Une huitaine de jours après, le malade eut *un abcès de la cavité de Retzius,* qui fut drainé par la voie périnéale. Au bout de deux jours, en nettoyant la plaie, on retira une grande partie de la vessie sphacélée. Peu à peu, l'état général s'améliorait et on l'envoyait en convalescence à Longchêne, le 15 mai. L'urine sortait alors uniquement par la plaie périnéale.

20 mai. — Il fut obligé de rentrer dans le service. La miction était devenue très difficile par suite d'un rétrécissement qui s'était produit dans le canal.

26 mai. — Nouvelle opération, que M. Jaboulay pratique dans le but d'aboucher la partie membraneuse de l'urètre dans la face antérieure de la vessie passant au-dessous du pubis.

Une incision est faite au niveau de la symphyse pubienne que l'on dénude. L'on constate l'existence d'un col volumineux au niveau de la fracture du pubis. M. Jaboulay enlève une partie de ce col avec la gouge et le maillet. On trouve une cavité de la grosseur d'une noix, donnant accès dans une nouvelle poche qui est probablement une dilatation de la portion terminale de l'urètre droit. On fait une incision longitudinale sur le bord supérieur de l'urètre prostato-membraneux se continuant jusqu'à la vessie; les fentes de cette incision sont suturées ensuite transversalement, comme on fait dans la pyloroplastie.

On applique une sonde molle à demeure.

Pendant six jours, l'enfant garda la sonde, mais on fut obligé de l'enlever parce qu'elle provoquait des douleurs insupportables. La plus grande partie de l'urine passait par la verge et quelques gouttes par la fistule périnéale.

Pendant les premiers jours suivant l'opération, l'enfant présentait un peu de fièvre, la verge, de couleur normale était un peu gonflée et œdématiée, pour revenir à son état normal au bout de huit jours. Peu à peu, l'ouverture périnéale se cicatrise. Le petit malade urine complètement par la verge, après effort, quelques gouttes d'urine passent par la plaie périnéale qui persiste encore.

Il urine toutes les deux heures, très bien, en jet, comme avant son accident. Il se plaint de petites douleurs en lancées, au niveau de l'ombilic, plutôt du côté droit. Son état général est très bon. Il lui arrive quelquefois d'émettre quelques gouttes sans le savoir, mais très rarement. Fin août, il est envoyé en convalescence à Longchêne.

12 octobre. — Nous venons de voir le petit malade qui est couché au n° 77 de la salle Saint-Louis, à l'asile Sainte-Eugénie. Son état général est très bon, il dit avoir repris 4 kilogrammes et n'accuse point de douleur; pas la moindre gêne dans la marche, érection conservée et sans douleur, urine toutes les trois heures en jet régulier, la quantité de deux verres. Au-dessus du pubis on remarque une cicatrice ovalaire de 3 centimètres de long et 2 cm. 50 de large qui n'est pas douloureuse au toucher. Un bourgeon charnu de sa fistule périnéale suinte un peu « mouille un peu mon linge, dit le petit malade, mais ce n'est pas de l'urine ».

Enfin, nous le considérons comme complètement guéri.

CONCLUSIONS

I. La cysto-urétro-anastomose latérale ou terminale, proposée en 1892 par M. Jaboulay, consiste à aboucher l'urètre membrano-spongieux, dans la face antérieure de la vessie en passant derrière le pubis, après avoir fait une excavation de 2 à 2 cm. 50, sur le bord inférieur de la symphyse. Elle est indiquée dans les cas de grande perte de substance urétrale : plaies, traumatisme du périnée, etc.

II. La cysto-urétroplastie, modification de la cysto-urétro-anastomose, est un procédé opératoire de M. Jaboulay, qui consiste, après avoir fait une excavation de 2 à 2 cm. 50 sur le bord inférieur de la symphyse, à faire une incision longitudinale, sur le bord supérieur de l'urètre prostato-membraneux, se continuant jusqu'à l'orifice du col vésical, les lèvres de cette fente sont suturées ensuite, transversalement.

III. Elle crée un chemin direct, pour l'arrivée de l'urine au méat urinaire, en cas d'obstacle siégeant sur la voie prostatique et membraneuse de l'urètre.

IV. C'est une opération relativement bénigne, demandant une habileté plus ou moins grande de la part du chirurgien, mais n'amenant pas de complications graves.

V. La cysto-urétroplastie est indiquée :

a) Dans les rétrécissements traumatiques, rebelles à tout autre traitement;

b) Quand les hypertrophies ou autres tumeurs de la prostate produisent un obstacle infranchissable à l'urine.

VI. Les avantages de la cysto-urétroplastie, devant les autres procédés de dérivation de l'urine connus actuellement, sont :

a) De conduire l'urine dans les voies de sortie naturelles;

b) De ne pas créer de fistules, si gênantes pour les malades.

BIBLIOGRAPHIE

JABOULAY, a) Communication à la Société des sciences médicales, 1892 ; *Province médicale*, p. 202 ; *Lyon médical*, mai 1893.

— b) Nouveau manuel opératoire de la cystostomie sus-publenne et de la gastrostomie ; *Gazette hebdomadaire*, 1894, 24 février.

HANS WAGNER, une Nouvelle Méthode sur le rétablissement d'un chemin normal pour l'écoulement de l'urine, dans un cas de grande perte de substance urétrale ; *Centralblatt für Chirurgiae*, juin 1898.

V. ROCHET, Traité de la dysurie sénile 1899.

TILLAUX, Anatomie topograpqique (9e édition).

TESTUT, Anatomie descriptive (3e édition).

FARABŒUF, Médecine opératoire (4e édition).

PONCET et DELORE, Traité de la cystostomie sus-publenne, Paris, 1899.

ROLLET, de l'Adhérence du péritoine à la symphyse du pubis, dans un cas de ponction vésicale, suivie de cystostomie sus-publenne ; *Lyon médical*, 21 janvier 1894.

ROMARY, Rapports de la vessie avec le péritoine. Thèse de Lyon, 1893.

LAGOUTTE, Prostatotor., prostatectomie et cystostomie sus-publenne ; *Gaz. hebd.*, 14 mai 1894.

PLAUCHU, De la pyloroplastie. Thèse de Lyon, 1899.

TABLE

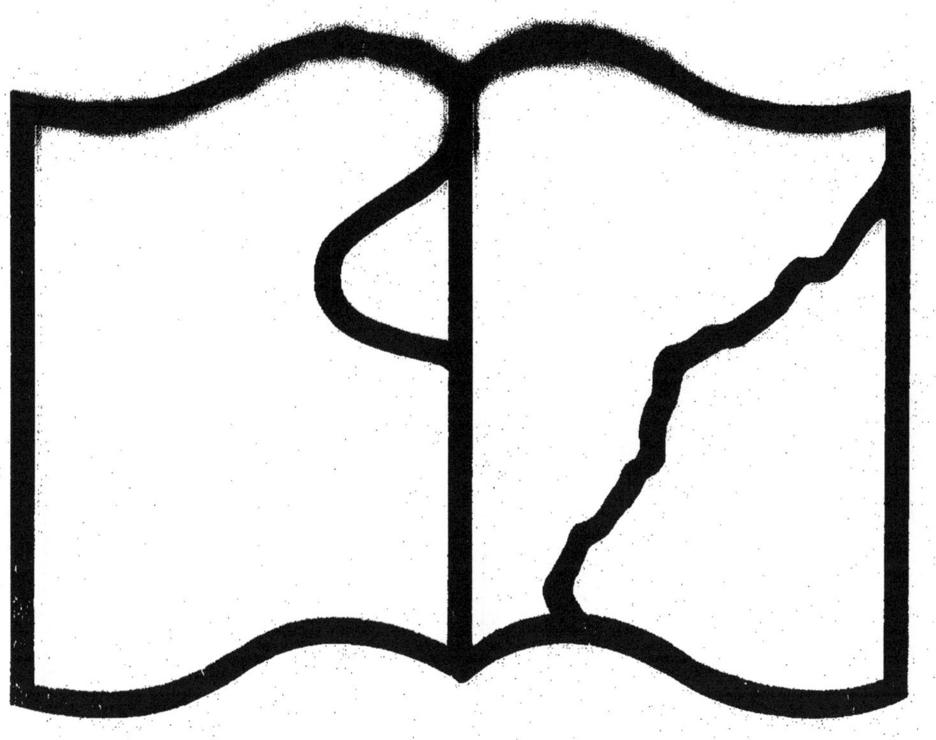

Texte détérioré — reliure défectueuse

NF Z 43-120-11

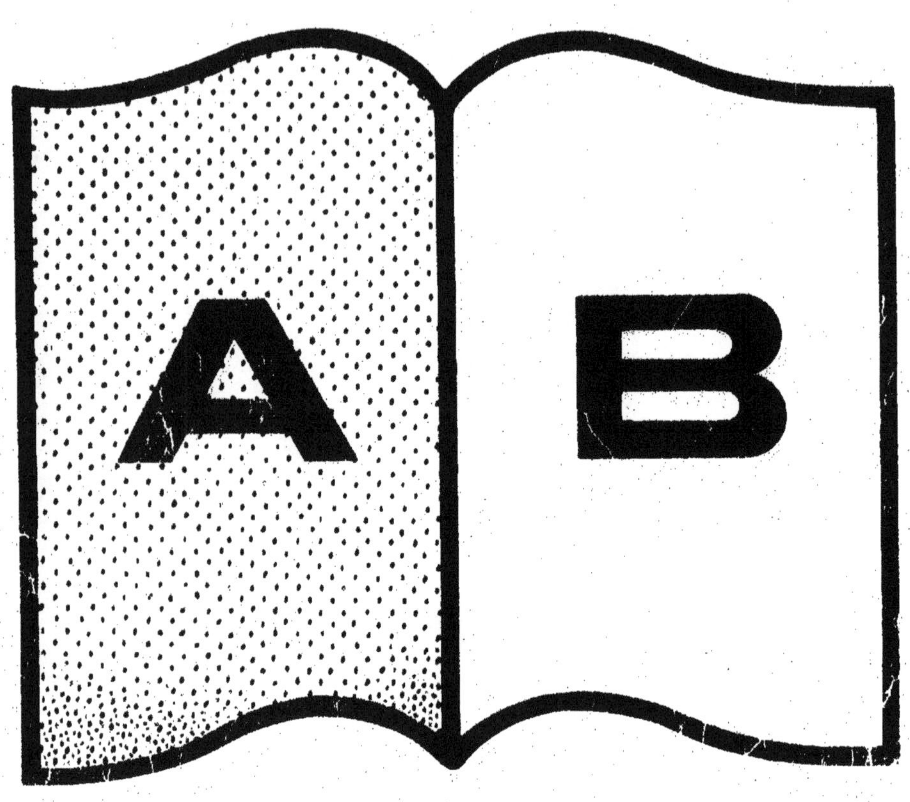

Contraste insuffisant

NF Z 43-120-14

www.ingramcontent.com/pod-product-compliance
Ingram Content Group UK Ltd.
Pitfield, Milton Keynes, MK11 3LW, UK
UKHW020007080726
13614UKWH00003B/1285